FORME TRÈS GRAVE

DE

CACHEXIE PALUDÉENNE AIGUË

PUBLICATIONS DU *PROGRÈS MÉDICAL*

FORME TRÈS GRAVE

DE

CACHEXIE PALUDÉENNE AIGUË

PAR

Le Dr Jean-P. CARDAMATIS

Vice-Président de la Société Médicale d'Athènes

PARIS

AUX BUREAUX DU
PROGRÈS MÉDICAL
14, rue des Carmes, 14.

Félix ALCAN
ÉDITEUR
108, boulevard Saint-Germain, 108

1901

FORME TRÈS GRAVE

DE

CACHEXIE PALUDÉENNE AIGUË

Ayant eu l'occasion d'observer une forme très grave de cachexie paludéenne, j'ai cru utile de la publier. Ce cas est rendu intéressant par une inflammation sous-cutanée avec suppuration et gangrène au niveau de la portion inférieure du muscle oblique externe et au niveau du pli de l'aine gauche. Le malade fut atteint de grippe, de périsplénite traumatique, de catarrhe dysentériforme. Une réanimation des hématozoaires, et la vivification de la cachexie palustre en fut la conséquence. Traitement par le bleu de méthylène.

Nicolas Salloustros, âgé de sept ans et demi, n'a souffert antérieurement d'aucune maladie sérieuse si ce n'est la varicelle. Au mois d'août 1898, il était à Aidipso où sa mère suivait un traitement balnéaire, lorsque après vingt jours de séjour, il fut pour la première fois atteint par de légers mouvements fébriles, ce qui obligea ses parents à hâter leur départ et à revenir à Athènes. Après le retour, certains accès intermittents typiques déterminèrent en peu de temps la cachexie paludéenne, et les médecins traitants conseillèrent le changement de climat immédiat et choisirent comme lieu de séjour Képhissia. L'enfant, durant son séjour à la campagne, était soumis suivant des conseils imprudents à de longues et pénibles marches pour la guérison de la *physconie liénale !* Ces fatigues, en diminuant la force musculaire et en affaiblisant le système nerveux, particulièrement atteint par le paludisme, devenaient une cause médiate de fièvres quotidiennes qui ont hâté la dégénération de la cachexie légère en cachexie grave. L'hiver survenu, l'enfant fut soumis au traitement de divers confrères. Des consultations à diverses reprises pronostiquèrent une issue fatale. Dans une de ces dernières consultations où je fus aussi appelé, je proposais, me basant sur la conviction émanant de résultats thérapeutiques antérieurs, le traitement médical que je prescris contre la cachexie palustre, et avec le consentement commun de mes confrères l'enfant me fût confié le 12 janvier.

Etat actuel. — *Enfant lymphatique*, atrophié, très maigre, décharné, d'une teinte verdâtre, très anémié. Peau exsangue, ictérique, émaciée, laissant le squelette se dessiner, sans pannicule adipeux, privée de vitalité, sèche, dure au toucher, se desquamant en pityriasis léger, particulièrement sur le tronc. Toutes les fois que l'enfant sourit, la peau de son visage se plisse et prend un aspect sénile et étique, d'une part à cause de l'atrophie des muscles du visage, et d'autre part à cause de la disparition complète du pannicule adipeux. *Poils* de la tête rares, sales, point du tout lisses ou luisants. *Regard* exprimant la mélancolie et l'impossibilité, physionomie exprimant l'imbécillité. *Sclérotiques* ictériques. Ailes du nez palpitantes à cause de la dyspnée. Oreilles cireuses transparentes. Lèvres sèches, blanchâtres, éraillées, desquamées, vu qu'elles saignent facilement. *Muqueuses* décolorées, très anémiées, blanchâtres. *Cou* maigre laissant se dessiner, d'une façon apparente, les gros vaisseaux qui montent vers la tête. *Membres supérieurs et inférieurs* sans saillies musculaires, la peau se ramasse en plis au niveau des cuisses et des hanches à la suite de la disparition, en général, des masses musculaires. On dirait une athrepsie générale qui rappelle pour ainsi dire, bien qu'il n'existe aucun trouble de la sensibilité, le tableau de l'atrophie musculaire progressive. *Le ventre*, inversement à l'amaigrissement général du thorax, et très distendu, donne la sensation de flot, saillant comme un tonneau piriforme soutenu par deux membres inférieurs maigres. Sur la peau de l'abdomen se dessinent clairement des veines volumineuses. Sentiment de pesanteur et de traction au niveau du ventre. La fluctuation et les signes physiques fournis par la percussion permettent de constater de l'ascite. Périmètre de l'abdomen dans son diamètre maximum 72 0/0. *Viscères abdominaux volumineux.* Le bord antérieur et inférieur du *foie* dépasse de cinq travers de doigts le bord costal. Le lobe gauche s'étend vers la région épigastrique et atteint presque la rate qui s'étend à droite et comprime l'estomac. Le foie est sensible et douloureux à la pression. Phénomènes catarrhaux du côté des voies biliaires d'où ictère léger. *La rate*, unie à sa surface, est arrondie, dure, mobile et lisse; elle descend vers la fausse iliaque gauche et la remplit. Son bord antérieur s'étend, d'une part, jusqu'à la symphyse pubienne, et d'autre part, à droite, dépasse la ligne blanche et va 5 0/0 au delà de l'ombilic. Elle est le siège de douleurs spontanées et fulgurantes, intenses à la pression. La compression des vêtements provoque de la gêne et l'enfant doit porter des habits amples. Du côté du *cœur*, souffle intense, anémique vers la base et au niveau des gros vaisseaux cervicaux. Pulsations du cœur affaiblies. Palpitations aux moindres fatigues. *Toux* irritative. Dans les *poumons*, des râles humides et crépitants de deux côtés. *Respiration*, 42. La dyspnée est consécutive à l'augmentation du volume des viscères abdominaux, et à l'ascite concomitante. *Langue* large, visqueuse et sale. Mauvaise haleine. Soif intense. *Bouche amère. Goût perverti*, aversion pour la viande. *Gencives saignantes* analogues à celles des scorbutiques. *Urines médiocres*, denses, troubles rouges, laissant déposer d'abondants sédiments. La première fois que nous les observâmes en consultations, les urines avaient une couleur foncée. *Tremblement des mains.* Adynamie considérable des *membres inférieurs.* Dans la station debout, l'enfant est pris d'étourdissements et de vertiges. *Anémie profonde. Hydrémie* à la suite de la destruction profuse des éléments sanguins.

Ayant entrepris de soigner l'enfant dans les conditions défavorables que nous venons d'exposer, notre thérapeutique suivit les indications suivantes : 1° Combattre le miasme paludéen ; 2° modifier le sang ; 3° relever les fonctions des organes sécréteurs et hémopoiétiques ; 4° combattre la dyspepsie, l'hyperhémie chronique des viscères et améliorer le tube digestif.

D'abord, nous dirigeâmes surtout nos efforts contre la cause principale : le paludisme. Le bleu de méthylène, puisque la quinine avait été antérieurement administrée sans profit apparent pendant longtemps, fut prescrit. Contre l'altération du sang nous dûmes chercher à favoriser son alcalinisation, car elle détermine l'augmention rapide des globules rouges du sang et il en résulte une plus grande résistance contre l'action des toxines microbiennes. En somme, le bleu de méthylène, les injections sous-cutanées de sérum artificiel, des bains tièdes aromatiques, des bains salins, des médicaments toxiques et tout ce que les indications de la dyspepsie pouvaient nous imposer, constituèrent notre méthode thérapeutique. Malheu-.

reusement, pendant la longue durée du traitement, certains
accidents survinrent qui mirent en danger la vie du petit malade, à cause de son extrême épuisement.

La cachexie palustre s'aggravait à la suite d'accidents
intercurrents qui, s'ils avaient fait défaut, auraient permis à
l'amélioration de l'état général d'être plus rapide. Nous don-
nâmes nos soins pendant cinq mois consécutifs et nous notâ-
mes sur un tracé thermométrique, pendant quatre mois, les
variations de la température prise quatre fois, souvent même
plus fréquemment dans les vingt-quatre heures, et les résultats curatifs du bleu de méthylène.

En étudiant attentivement le tracé thermométrique de plus
de quatre mois, nous avons remarqué cinq exaltations de la
fièvre à diverses périodes ; mais depuis que l'enfant a été soumis
à notre traitement, nous n'avons que quatre élévations fébriles.
La première est due à un processus inflammatoire au niveau
des injections, qui détermina la gangrène par suite de l'état
général du malade. La seconde relève d'une infection grippale intercurrente. La troisième résulte de fortes odontal-
gies de la mâchoire supérieure et de l'excitation nerveuse de
l'organisme à la suite de la douleur, ce qui ranima l'hématozoaire du paludisme. Et la quatrième reconnaît pour cause la
nouvelle stimulation de hématozoaires, due à des applications
électriques sur la région de la rate, ce qui causa une périsplénite. Dans tous ces cas ce n'était que l'usage du bleu de
méthylène qui parvenait à abaisser la fièvre, bien que pendant le temps de l'emploi de ce médicament, à quelques intervalles, la quinine eût été employée. L'emploi du bleu de méthylène dura en tout pendant quarante jours ou quatre dizaines
de jours, séparées les unes des autres par un espace de huit
jours, ce qui veut dire que le bleu de méthylène à été employé
par intervalles dans le cours de soixante-douze jours. La dose
par jour était de cinquante à soixante centigrammes, en quatre
ou cinq cachets pris toutes les deux heures.

En comparant les jours du traitement à la quinine à haute
dose, auquel avait été soumis le malade avant l'emploi du
bleu de méthylène et les jours du traitement alternatif, avec
le bleu de méthylène et la quinine, et le traitement exclusif
par le bleu de méthylène, on note une différence manifeste de
la courbe thermique. La fièvre non influencée par l'usage de la
quinine montait jusqu'à 39°, voire même plus, tandis que sous
l'influence du bleu de méthylène elle retombait. Par malheur,
la base primitive de traitement dut changer. Les injections
hypodermiques avec le sérum artificiel cessèrent après la seconde séance, parce qu'un foyer phlegmoneux, dégénéré en

gangrène, s'était formé au point de l'injection par suite de l'état général et de la diminution de la vitalité des tissus. Les injections hypodermiques ont été remplacées par des injections par la voie rectale. La quinine a été administrée d'une part contre l'infection grippale, et, en outre, contre le processus suppuratif comme médicament antifermentescible. Les bains à la suite de la grippe furent suspendus par les parents et la médication tonique et le régime se faisaient difficilement par suite de la dyspepsie dont le petit souffrait. L'état général du malade, modifié chaque fois par les accidents intercurrents et tantôt s'aggravant jusqu'à complète disparition du pouls, défaillances et autre symptômes voisins d'une mort prochaine, par épuisement; tantôt s'améliorant, ce ne fut que depuis le mois d'avril qu'on put constater une amélioration certaine, qui permit à l'enfant de voyager et d'aller à Méthana le mois suivant.

L'enfant eut quelques légers mouvements fébriles au mois de juillet, ces accès doivent plutôt être rattachés à la dyspepsie, parce qu'ils suivaient immédiatement le repas. Vers la fin du mois de juillet, atteint d'un catarrhe entérique aigu, il revint ici pour retourner à Méthana, une fois le traitement achevé. Entre temps il alla jusqu'à Corinthe deux fois, et depuis la dernière dizaine du mois d'août, lorsque nous le revîmes, il commença nettement d'entrer en convalescence.

Depuis, cet enfant que j'eus l'honneur de présenter devant la Société médicale d'Athènes, se nourrit très bien, a le teint frais; l'hypersplénie existe encore mais moindre. L'examen microscopique du sang ne permet pas de constater d'hématozoaires. L'ascite n'existe pas, et le foie a encore augmenté de volume jusqu'à un travers de doigt et déborde les fausses côtes.

Considérations. — Dans ce cas très instructif, nous remarquons que la *cachexie palustre grave, survint d'emblée à forme aiguë chez un malade qui, d'une part n'avait eu que peu d'accès intermittents, et d'autre part n'avait séjourné dans un lieu palustre que pendant quelques jours.*

On sait que la cachexie palustre aiguë s'observe souvent chez des individus dont le séjour est permanent dans les foyers du paludisme, et non chez des pèlerins ou des voyageurs qui n'y restent que quelques jours.

A ce point de vue, le cas présent est bien remarqua-

ble car il démontre *que la cachexie palustre peut également survenir chez des individus dont l'organisme
n'est pas imprégné profondément et pendant longtemps par le miasme paludéen et sans même que des
accès intermittents bien déterminés, aient précédé,
sauf quelques légers mouvements fébriles.*

La microbiologie et la pathologie nous apprennent
que les maladies s'influencent, l'état de l'organisme en
est atteint, parce qu'une nouvelle évolution patholo-
gique, une infection secondaire viennent s'y ajouter.
Aussi, en règle générale, les infections secondaires
sont la pierre de touche, pour ainsi dire, de la résistance de l'individu, elles sont redoutables et dange-
reuses, à cause des nouveaux états pathologiques
qu'elles entraînent. *Dans le cas qui nous occupe, les
maladies intercurrentes, non seulement aggra-
vèrent l'état du malade, mais de plus, elles firent
revivre et ranimèrent l'hématozoaire du paludisme,*
dans le moment où justement par l'emploi du bleu de
méthylène survenait sa raréfaction dans le courant cir-
culatoire. Ce fut la cause principale pour laquelle l'enfant eut la fièvre pendant de longs mois sans disconti-
nuer ; l'on sait, en effet, que les mouvements fébriles,
surtout dans la cachexie palustre grave, ne se montrent
chaque fois qu'à des intervalles indéterminés et espacés,
revêtant pendant la période d'apyrexie le type tantôt
tierce, tantôt quarte et tantôt irrégulier. Si donc ces
états morbides n'avaient pas évolué au moment où
l'hématozoaire du paludisme s'affaiblissait et cessait de
se multiplier, il est certain que la convalescence de
l'enfant aurait été plus rapide, plus aisée, et peut-être
exempte de tant de dangers à la suite de cette vivification fréquente qu'augmentait l'état cachectique du malade.

Ces nouveaux états pathologiques ont servi à ré-
veiller l'hématozoaire du paludisme, tout autant que
les fatigues, les abus, la perte des humeurs de l'orga-

nisme, les hémorragies, le refroidissement, le trauma-
tisme et plusieurs autres causes, dans le nombre des-
quelles nous comprenons, en ce qui concerne notre
malade, diverses irritations de la rate, des états morbides, des maladies spécifiques, comme la grippe en
particulier, maladies qui toutes les fois qu'elles
viennent à se développer sur un sol palustre, réveillent
et vivifient l'hématozoaire du paludisme et aggravent
la maladie comme une maladie antérieure.

Un fait qui n'est pas ordinaire dans la cachexie palustre est l'autophagie, le grand amaigrissement et la
destruction, non seulement des saillies musculaires,
mais du pannicule adipeux également. Il est également
bon de rappeler l'énorme ascite, comme celle de la
cirrhose du foie, symptôme exceptionnel. Très rare est
un ascite intense sans aucun autre œdème, comme cela
est arrivé dans le cas qui nous occupe, avec seulement
une tuméfaction passagère des paupières, des pieds,
de la verge et du scrotum.

Nous divisons, d'après notre expérience, les mouvements fébriles dans la cachexie palustre en deux
grandes classes. Dans la première classe nous embras-
sons : a) Les pyrexies successives qui sont considérées
comme la cause principale de l'établissement de la cachexie. b) Les pyrexies qui se manifestent comme des
accès complets d'une fièvre intermittente ou rémittente
dans le court espace de temps de l'invasion d'emblée
de la cachexie. c) Les pyrexies qui succèdent au pre-
mier stade de la cachexie palustre survenue par l'imbi-
bition chronique de l'organisme, sans que des mouvements fébriles aient précédé, si ce ne fut que des
mouvements fébriles marqués d'une manière obscure.

Dans la seconde classe nous mettons : les pyrexies
qui ne relèvent primitivement de l'hématozoaire du
paludisme, mais des altérations secondaires, c'est-à-dire
de la dégénérescence des divers organes, lesquelles
doivent être considérées comme symptomatiques. Tou-

tefois, dans l'intervalle des divers degrés de la cachexie palustre, surviennent certains mouvements fébriles d'un type tierce ou irrégulier, que nous considérons comme de vraies rechutes de l'infection primitive.

Les premières pyréxies de la première classe se rencontrent dans le début de l'évolution de la cachexie palustre ou dans les rechutes, au cours des stades ultérieurs; tandis que les secondes s'observent toutes les fois que l'organisme, profondément altéré, s'étiole par suite de profondes altérations. Contre les premières pyrexies, qui peuvent être considérées comme le début de la cachexie, le médecin traitant peut disposer de puissants moyens : il aura soin de combattre l'anémie profonde. Plusieurs fois cependant, soit que l'organisme ait été suffisamment imprégné par le miasme paludéen il l'avait été peu à peu et graduellement, vu l'établissement de la cachexie sans accès évidents, soit que le traitement ait été maladroit, ou soit même que la médication quinique reste sans succès, les mouvements fébriles surviennent fréquents, les fièvres, par leurs rechutes, amènent une plus profonde anémie, la cachexie faisant de la sorte des progrès constants et s'avançant par degrés à son maximum. Alors surviennent les processus cirrhotiques, les dégénérescences amyloïdes ; le corps languit, la cachexie consomptive secondaire survient, le malade périt soit d'un accès pernicieux, soit d'une pneumonie, soit d'une autre complication ou maladie intercurrente. *Contre la première période de la cachexie où les fièvres dépendent positivement de l'hématozoaire du paludisme, nous avons le médicament spécifique, la quinine et ses succédanés. Cependant, lorsque ce médicament échoue (et cela, malheureusement, n'est pas rare) dans les accès de début de la première période d'invasion de la cachexie, nous recommandons chaleureusement, outre la thérapeutique ordinaire, le bleu de méthylène. Nous* recommandons ce médicament, non seulement dans le début de la cachexie primitive, lorsque l'organisme n'a pas encore subi de profondes altérations, mais dans les périodes ultérieures, dans l'intervalle de la transformation de la cachexie primitive en une cachexie grave, ainsi qu'au moment où commencent les processus cirrhotiques, c'est-à-dire la cachexie secondaire, et quand, sauf la fièvre symptomatique qui en résulte, nous constatons les rechutes provenant de la cachexie primitive.

C'est donc un double but que remplit ce médicament dans toute période de la maladie, comme agissant sur l'hématozoaire du paludisme et aussi sur ses conséquences. C'est-à-dire que les néphrites micosmatiques, suite de la cachexie primitive et secondaire, et qui ne sont pas rares dans la cachexie palustre, que les albuminuries simples si fréquentes d'ailleurs dans toute période de la maladie, peuvent en partie disparaître ou être modérées pendant longtemps par l'emploi du bleu de méthylène. Nous insistons donc en conseillant le bleu de méthylène, parce que cette substance médicamenteuse, peut d'une part servir de moyen de contrôle de la perméabilité ou non, du filtre rénal, et d'autre part déterminer les différentes formes des néphrites et diminuer considérablement l'albumine, en régularisant aussi les fonctions des reins et provoquant l'excrétion de l'urée et de l'acide urique. *A côté du bleu de méthylène nous conseillons strictement aux malades atteintes de cachexie palustre, l'hydrothérapie suivant la sensibilité et l'impressionabilité du sujet. Nous recommandons l'hydrothérapie comme un moyen excitant d'une part la tonicité musculaire, et agissant d'autre part sur le système nerveux qui régit notre économie entière. Nous ne conseillons que les bains tièdes comme agissant sur l'échange rapide de la matière comme excitant légèrement l'énergie des muscles comme augmentant les oxydations et*

*comme accélérant l'absorption et l'excrétion de pro-
duits de l'échange morbide des tissus. C'est par eux
qu'on excite la circulation de la peau sèche, qu'on
provoque une hyperhémie intense de cette peau
qui augmente la quantité de l'acide carbonique éli-
miné par la perspiration cutanée.* De plus les bains
tièdes résolvent rapidement l'anasarque. On en tire
un grand profit dans les hyperhémies chroniques des
viscères, du foie en particulier, dont la congestion chronique donne lieu à des dyspepsies, à la constipation,
à la polycholie, à l'ictère, à la présence de la bile
dans les urines, etc. Ces bains ont encore ce précieux
avantage, le débit égal du sang dans les viscères, débit
du sang qui se fait si irrégulièrement,en cas de cachexie
palustre.

Cette hydrothérapie révulsive, élargissant les vaisseaux sanguins et provoquant l'hyperhémie cutanée,
amène par conséquent le soulagement des viscères
congestionnés par la cachexie palustre et diminue l'hyperhémie des divers organes par le fait qu'elle rétablit,
en une certaine mesure, l'équilibre du sang dans tout
l'organisme, si bien que les vaisseaux des viscères malades reprennent graduellement et peu à peu leur toxicité et leurs dimensions normales par la disparition des
symptômes hyperhémiques de la rate et des reins. En
outre, l'excitation de la toxicité musculaire et l'influence
que ce traitement exerce sur les échanges des tissus,
ainsi que d'autres moyens thérapeutiques, il s'ensuit
un bien-être général, dû à l'amélioration de la nutri-
tion du malade atteint de cachexie.